Landié.

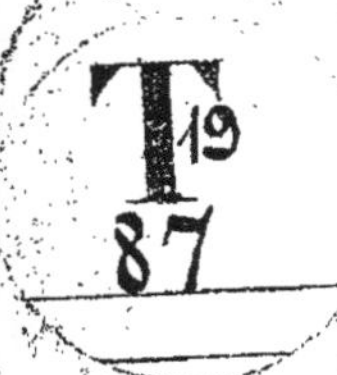

PROPOSITIONS
PHILOSOPHIQUES

SUR

LA SANTÉ, LES MALADIES
ET LES REMÈDES.

COULOMMIERS, IMPRIMERIE DE BRODARD.

PROPOSITIONS
PHILOSOPHIQUES

SUR

LA SANTÉ, LES MALADIES
ET LES REMÈDES.

PAR ÉDOUARD LANDIÉ,

ANCIEN OFFICIER DE CHASSEURS,
AUTEUR DE L'HISTOIRE MORALE DE L'ÉLOQUENCE,
DE L'AME DES FEMMES, etc.
MÉDECIN ACCOUCHEUR.

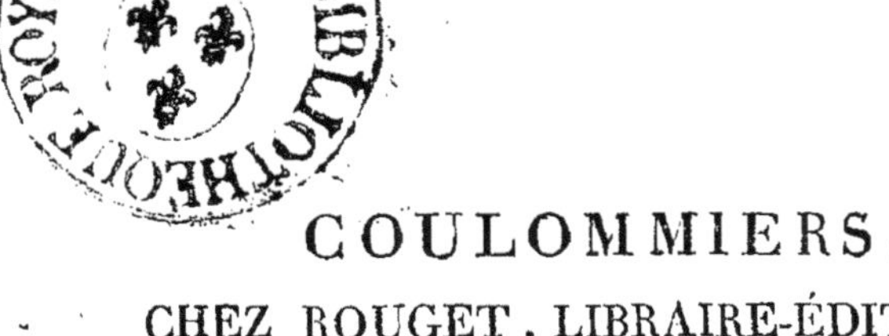

COULOMMIERS,
CHEZ ROUGET, LIBRAIRE-ÉDITEUR.
NOVEMBRE 1825.

A MONSIEUR

LEBRUN DES CHARMETTES,

CHEVALIER DE L'ORDRE ROYAL DE LA LÉGION D'HONNEUR.
SOUS-PRÉFET DE L'ARRONDISSEMENT DE COULOMMIERS,
DÉPARTEMENT DE SEINE-ET-MARNE.

Monsieur,

L'écrivain qui plaît est toujours l'écrivain qui se rend utile par les vérités qu'il répand ou celles qu'il indique. Mais lorsque ses ouvrages peuvent se recommander du suffrage d'un homme distingué par son rang et ses productions littéraires, ils reçoivent un accueil plus empressé et plus flatteur. Si vous daignez, Monsieur, agréer, l'hommage de ce faible essai de mes réflexions sur l'art que j'exerce, la société, qui vous a payé sa dette d'admiration et de reconnaissance, le recevra, j'en suis sûr, avec l'indulgence que j'en ambitionne.

J'ai l'honneur d'être, avec la considération la plus distinguée,

Monsieur,

Votre très-humble et très-obéissant serviteur.

É. LANDIÉ.

LETTRE de M. Le Baron PIEYRE, *ancien Préfet*
à Orléans,

A L'AUTEUR.

Monsieur,

J'ai reçu, il y a une heure, le manuscrit que vous m'avez fait l'honneur de m'adresser, et, en voyant votre nom, je n'ai pas besoin de vous dire avec quel empressement j'ai lu et votre obligeante lettre et vos *aphorismes* de médecine. Je ne leur fais qu'un reproche, c'est d'être trop peu nombreux. Tout le monde reconnaîtra la justesse et la sagesse de vos observations. Leur base est l'étude de l'homme physique et moral ; et leur résultat la conviction que s'il savait être modéré en toute chose, il aurait bien rarement besoin de médecin. Un esprit aussi éclairé que le vôtre remplit le devoir de la science et du sentiment, en lui remettant sous les yeux cette vérité incontestable. Mais le praticien peut s'assurer qu'il ne perdra rien par l'effet de cette confidence généreuse ; et il connaît assez l'action et l'influence des passions, pour savoir d'avance que toutes ces leçons, qui pourraient être si salutaires, seront parfaitement inutiles ; et il peut hardiment continuer ses recherches, et approfondir la science curative, dont les excès des individus leur rendront toujours le secours nécessaire. Votre conscience sera du moins satisfaite ; et c'est tout ce qui dépend du médecin philosophe. Il répare ensuite de son mieux les désordres organiques, qu'il n'a rien négligé pour prévenir, et il sauve encore des étourdis et des ingrats. Telle est, à peu près, l'histoire de tous vos confrères. Chacun de vos Théorèmes est destiné, sans doute, à devenir le texte de développemens étendus, appuyés de faits et d'exemples, qui puissent guider les étudians ; et, si votre ouvrage, tel que je le conçois, devient encore, par l'appareil scientifique qui l'entourera, plus étranger à la multitude ; il sera du moins utile à l'art et à ses adeptes : il faut bien préparer les instrumens et la charpie, puisqu'on ne peut éviter les blessures ; et s'occuper à les guérir, quand on ne peut réussir à en préserver.

Je suis aussi flatté que reconnaissant de la communication que vous me faites du sommaire de vos pensées. Soldat et médecin comme Aristote, vous êtes bon logicien comme lui, et ce mérite donne la seule clef qui ouvre le sanctuaire de toutes les sciences.

Agréez, Monsieur, avec mes remercîmens, l'expression de mes sentimens affectueux.

J'ai l'honneur d'être,

Monsieur,

Votre très-humble et très-obéissant serviteur.

Le Baron PIEYRE.

Paris, ce 29 mai 1825.

PRÉFACE.

Molière a dit qu'il ne connaissait pas « de
» plus plaisante momerie et rien de plus ridi-
» cule qu'un homme qui veut en guérir un au-
» tre. » Cette pensée, fondée sur l'ignorance
où l'on est généralement de l'organisation
physique de l'homme, sur les notions fausses des agens naturels qui produisent des
maladies, et sur l'incertitude non moins
grande encore de l'action des remèdes, doit
en effet nous faire considérer que rien n'est
plus douteux que les idées que l'on s'est formées en général sur l'art de guérir.

Sans entrer dans le développement de l'importance de l'étude de la physiologie, des erreurs et des préjugés opposés aux progrès de cette science vraiment admirable, qui, faisant connaître aux mortels leur origine et leur destinée, leur inspire constamment les idées les plus sérieuses, les pensées les plus graves, et remplit à chaque instant leurs âmes des sentimens de la reconnaissance la plus pure envers le Créateur, j'ai cherché à démontrer, dans mes propositions philosophiques que toute certitude absolue en médecine étant d'une impossibilité manifeste, les connaissances et les devoirs qu'elle impose sont si vastes et si grands, que cet art, considéré à sa juste valeur, surtout de la manière dont il est généralement exercé, est plus dangereux qu'utile.

En effet, le manque de connaissances,

de fausses et funestes habitudes, des préjugés absurdes, l'esprit de système, des idées
toujours incertaines sur la propriété des
remèdes, la difficulté extrême de classer
les accidens et de suivre les symptômes qui,
souvent dans la marche des maladies s'é-
vanouissent, reparaissent, se modifient, et
changent de mille manières différentes; le
défaut d'expérience, les changemens qui
s'opèrent dans la société, desquels il résulte
nécessairement de nouveaux aspects dans
les phénomènes de la vie des individus qui
s'y soumettent, etc., devraient être autant
de sujets de réflexions pour ceux qui accor-
dent une confiance entière, et presque toujours fatalement déçue, aux remèdes et à
certains médecins.....

Ces tristes et trop vraies réflexions, qui
trouvent autant que jamais leur applica-

tion, contrarieront, je n'en doute pas, quelques esprits. Mais si les personnes sages et éclairées, qui liront mon ouvrage, y reconnaissent que le but que je me suis proposé a été de prouver que, pour être heureux, on ne saurait mettre assez de prudence dans la satisfaction de ses goûts, de ses passions, et surtout dans le choix de son médecin, je ne regretterai pas de l'avoir publié.

E. L.

PROPOSITIONS

PHILOSOPHIQUES

SUR

LA SANTÉ, LES MALADIES

ET LES REMÈDES.

PROPOSITIONS.

Les maladies et la santé ont été considérées jusqu'à ce jour comme des choses tout-à-fait différentes. Cependant les lois de l'organisation prouvent que ces deux états sont des conséquences naturelles de nos rapports avec les objets extérieurs : car nos organes ne sont dérangés que lorsqu'ils reçoivent des impressions dans un degré d'in-

tensité plus grand que celui qui est nécessaire à nos besoins. Le principe des maladies
doit donc être recherché dans nos habitudes, notre organisation, les passions, l'âge,
le climat qu'on habite, celui dans lequel on
est né, et dans tout ce qui a agi extraor-
dinairement sur nos organes.

Nos organes peuvent être affectés de deux
manières différentes; ils peuvent l'être dans
leur structure, et dans leurs fonctions seu-
lement. Cependant les mouvements fonc-
tionnels ne peuvent être long-temps dérangés
sans amener la maladie de la structure organique, et toute maladie organique trou-
ble, comme structure morbide permanante,
les fonctions des organes voisins.

Les maladies vraiment organiques produisent dans notre constitution des secousses

infiniment moins violentes que les maladies
fonctionnelles.

Les maladies doivent être divisées en aigües et en chroniques, en raison de leur
durée.

Une maladie peut être chronique dès son
début en ce que sa durée ne peut être généralement appréciée. Le cours et la terminaison d'une maladie aigüe doivent être calcu-
lés d'après la force des dérangements de l'action générale.

Un grand nombre de maladies peuvent
se guérir sans le secours de l'art, parce qu'il
existe en nous une loi qui dans quelques cas
arrête les mouvements perturbateurs d'une
manière sensible et graduelle.

Souvent la véritable médecine est celle de n'en faire aucune.

Tous les excès sont suivis d'une augmentation d'action relative à la force des stimulants dont on fait usage, qui finissent par diminuer plus ou moins les propriétés vitales sur lesquelles ils ont agi, et de cet effet il résultera nécessairement un épuisement extrême, si l'usage des stimulants devient plus grand et plus fréquent, mais dans un léger excès, l'accroissement d'action n'est que momentané et chaque mouvement qui le suit diminue de sa force et finit par se perdre insensiblement dans les lois ordinaires de la vie. Lorsqu'au contraire l'excès des stimulants est extrême, il en résulte un état vraiment maladif qui constitue la fièvre et qui se guérirait difficilement sans le secours des médecins. Une blessure nouvellement faite

nous présente aisément ces deux phénomènes. Un instrument est introduit dans un
muscle, il se forme aussitôt dans la plaie
une inflammation qui détermine une organisation nouvelle de laquelle il résulte la
réunion des fibres divisées. Ce phénomène
de la marche de la nature a cependant besoin d'être surveillé afin d'être excité ou di-
minué selon l'âge, la force et le tempéra-
ment de l'individu. Souvent aussi la formation d'une cicatrice a lieu sans le secours de
l'art; c'est que la force de réaction se trouve
supérieure à la force d'action.

L'usage trop souvent répété des stimulants entraîne toujours dans un temps plus
ou moins long la perte de l'individu; ils
commencent d'abord par l'épuisement di-
rect, mais insensible de la vitalité de la partie sur laquelle ils agissent, et ces sortes de

maladies sont infiniment difficiles à guérir.

Quand un organe a été excité jusqu'au dégoût par l'usage d'un stimulant quelconque, le moyen de ramener la sensation qu'il avait produite la première fois, c'est de l'interrompre pendant quelque temps, car son application continue perd à chaque instant de sa force, la sensation de la partie sur laquelle il aura agi s'étant accoutumée à son action. La première fois qu'on prend d'une liqueur plus forte que d'habitude, l'ivresse n'en est-elle pas la conséquence immédiate? Un ivrogne use, au contraire, sans être stimulé, d'une quantité plus grande.

Dans toutes les occasions de la vie, nous pouvons remarquer combien l'empire de l'habitude a d'influence sur le physique et sur le moral. Le grand art d'être heureux consiste à savoir économiser nos sensations ; car sentir c'est vivre et jouir. Heureux qui sait se ménager des sensations pour ses derniers jours ! Si le riche faisait quelquefois cette réflexion, il goûterait toujours nécessairement de nouveaux plaisirs.

L'habitude de souffrir diminue beaucoup la douleur. Les habitans des lieux bas et humides sont moins influencés de l'état de l'atmosphère que l'étranger qui y séjourne. Une bague que l'on change de doigt fera éprouver au doigt auquel elle sera mise la sensation que l'autre avait perdue. Les personnes qui ont éprouvé plusieurs fois des rhumes, des catharres, des fluxions de gorge en sont plus souvent affectées que celles qui n'en ont jamais été atteintes. Cette influence de l'habitude est extrêmement importante à connaître dans la pratique de la médecine.

L'action d'une substance morbide est toujours relative à l'état de l'organe sur lequel elle agit. Il est évident que dans les causes générales un organe qui est ou qui aura été souvent affecté sera la première partie sur laquelle elle agira ; et souvent aussi les maladies sont l'effet de l'âge de l'individu : accroissement de vitalité chez l'un, faiblesse chez l'autre, etc.

Le corps présente une infinité de passages aux maladies qu'il est susceptible d'éprouver. Les stimulants qui agissent sur lui peuvent le faire de différentes manières et sur des tissus qui semblent spécialement propres à leur action. Le mercure agit sur les lymphatiques, les narcotiques sur le système nerveux, le plomb sur les muscles et principalement sur les intestins, les cantharides sur l'appareil urinaire. Une fleur d'une

odeur forte peut occasionner des vomisse-
ments. L'huile de tabac n'a d'action que sur
les membranes muqueuses. Le vaccin * n'a
d'effet que sur la peau, et le moindre contact de virus variolique sur les membranes
muqueuses exerce aussitôt son action. La
peste, ce fléau terrible, dont la nature est
et sera peut-être toujours inconnue, porte
également son influence délétère sur toutes les parties du corps.

Dans le règne des poisons minéraux, et
parmi ceux que l'air tient suspendus dans
certaines circonstances particulières, l'ar-
senic, le mercure, le plomb, les oxides mé-
talliques, il en est un qui paraît n'avoir pas
encore fixé l'attention des chimistes et celle

---

* Qui n'est peut-être lui-même que le virus variolique modifié.

de l'autorité relativement à son action délétère : substance d'autant plus perfide qu'elle
n'amène la destruction de l'individu qui se
trouve sous son influence directe ou indi-
recte, que d'une manière presque insensible, ou ne fait ressentir ses ravages qu'au
moment où tout est perdu : je veux parler
de la poudre de cailloux employée à la fabri-
cation de la fayence ; réduite à l'état impal-
pable; cette poussière, de couleur blanche,
est inodore, insipide, rude sous le doigt,
infusible; l'oxigène, l'air, l'azote et les com-
bustibles simples ne peuvent l'altérer. Les
maladies qu'elle produit sont au-dessus du
pouvoir de la médecine.

La manière dont agit le kina est totalement inconnue, et son usage est si servilement suivi, qu'il occasionne souvent les erreurs les plus funestes. Généralement, le

nom de propriété tonique donné à ces sortes de substances est loin d'être fondé.

Les caractères des individus sont toujours
en raison presque positive des produits di-
gestifs. Les substances animales produisent
toujours une action supérieure à celle qu'entraîne une nourriture végétale. Cette considération peut être du plus grand intérêt sous
le rapport moral.

On ne saurait trop considérer la quantité et la qualité des alimens dans le traitement des maladies aigües. Ce n'est que peu-
à-peu et avec la plus grande prudence que
l'on arrivera à renouer les mouvements ré-
guliers de l'organisation interrompus par la
diète et les effets de la maladie. La quantité
doit être relative au climat que l'on habite
et dans lequel on est né, parce qu'il est na-

turel que les habitans des climats froids prennent une plus grande quantité de nourriture, pour se trouver toujours en contact avec l'air atmosphérique. Les habitans des régions méridionales n'usent par instinct que de substances végétales, pour que leur digestion, plus facile alors, ne dégage qu'une légère portion de chaleur animale : aussi la sobriété est-elle chez eux une vertu facile et nécessaire. Les habitans des latitudes les plus élevées ont besoin au contraire de faire usage des stimulans les plus forts, sans lesquels leur paresse, conséquence naturelle de l'extrême chaleur atmosphérique, supérieure à la chaleur animale, abrégerait bien plus tôt leur existence.

Le degré de la température dans le traitement des maladies est très-important à apprécier ; généralement une chaleur tempérée est la seule bonne.

Partout où la culture est facile, où il n'existe pas de marais, et par conséquent d'exhalaisons putrides produites par la décomposition des substances animales et végétales, les individus sont en général plus sains et mieux portans. Dans les maladies épidémiques, il faut plutôt étudier les circonstances générales des contrées que de s'attacher à reconnaître les causes particulières qui les produisent; car la nature se manifeste partout par des nuances également frappantes dans les infirmités comme dans les progrès de la civilisation. Un médecin attentif trouve facilement le guide qu'il doit suivre, s'il a égard à l'âge, à la santé, au moral, au physique de l'individu, et au début de la maladie ; car plusieurs choses dérivent des climats, et plusieurs autres des mœurs, des lois et des habitudes.

L'homme est toujours, et malgré sa raison, esclave de ses penchans physiques.
Dans le cercle immense des causes et des
effets qui régissent l'univers, il lutte perpé-
tuellement, autant par instinct que par les
lois qui le gouvernent, contre les affections
qui l'assiégent de toutes parts. Ses besoins
et ses passions, les institutions du pays dans
lequel il vit, agissent sur lui ; il réagit sur
elles, jusqu'à ce que ces mêmes causes nécessairement plus fortes dans leur impression, occasionnent en lui des maux de toute
espèce qui terminent son existence.

La fièvre est l'effet de la force des déran-
gemens produits par les accidens, et non la
conséquence nécessaire, comme on l'a pen-
sé jusqu'à ce jour, des efforts que la nature

fait pour ramener l'individu à la santé.

Les fièvres intermittentes, si dangereuses à cause de leur rechute quand les moyens curatifs ne sont pas judicieusement administrés, donnent lieu presque toujours à des maladies inguérissables ; et les continues produiraient des souffrances moins longues et moins grandes, si l'opinion que l'on a sur leur terminaison n'était pas si servilement suivie.

Tous les moyens curatifs devraient consister à prévenir le délire et autres mouvemens qu'on regarde comme solution de la maladie.

L'emploi des médicaments a des règles qui devraient être plus respectées. En général on ne devrait les administrer que long-temps après la digestion. Il est facile de com-

prendre la justesse de cette nécessité : un mé-
dicament pris à contre-temps peut occasionner des accidents quelquefois plus dangereux que celui que l'on est appelé à com-
battre.

Les remèdes vigoureux, employés trop
tard, restent presque toujours sans effet.

Les boissons sont si souvent altérées qu'elles ne sauraient assez fixer l'attention.

L'eau la plus salutaire est celle qui con-
tient le plus d'air : celle qui coule sur des
terrains infectés par des corps morts, ou qui
porte avec elle des substances en putréfac-
tion occasionne des coliques et des dyssente-
ries. Il est rare qu'un étranger arrivant à Paris pour la première fois, ne soit pas éprouvé
par l'eau de la Seine.

Les engorgements scrophüleux, que l'on a attribués aux émanations des rivières formées par la fonte des neiges, existent dans des pays où les eaux n'en contiennent point, et ils sont presque totalement ignorés dans ceux qui sont baignés par les fontes des neiges.

Le vin est sans contredit la boisson la plus favorable à l'homme, et ceux qui se font en France sont incontestablement les meilleurs. La bière qui a, dit-on, des principes dissolvants, peut, selon sa qualité, déterminer, en nuisant aux facultés de l'estomac, des accidents plus graves qu'on ne le croit communément.

J'ai déjà dit que les maladies sont presque toujours relatives à l'âge des individus;

MALADIES DE L'ENFANCE.

Les convulsions, la coqueluche, les vers, la rougeole, la petite vérole, l'hydrocéphalie, la teigne, l'engorgement des glandes bronchiales, sont celles auxquelles l'enfance est assujettie.

MALADIES DE LA JEUNESSE

Les hémorrhagies, les inflammations des grands viscères, la consomption pulmonaire.

MALADIES DE L'AGE MOYEN.

La goutte, les hémorrhoïdes, l'hépatite, les léthargies, l'apoplexie, la paralysie, l'affaiblissement de la vue.

MALADIES DE LA VIEILLESSE.

Les ulcères, l'affaissement de la colonne épinière et des muscles, les rides de la peau, la perte de la mémoire, sont les précurseurs de la fin de l'existence.

Les maladies qui se terminent par des abcès existent spécialement sur les parties où il y a le plus de tissu cellulaire, celles qui résident sur les membranes muqueuses donnent à leur solution une sécrétion qui ressemble assez à du pus, et dans les inflammations sérieuses, il s'établit une stagnation de lymphe qui devient le centre d'une nouvelle formation de vaisseaux sanguins qui adhèrent incessamment avec les organes voisins.

L'induration est toujours le résultat des engorgements glanduleux ; un coup appliqué sur le sein d'une femme donne lieu à une inflammation qui, si elle n'est promptement calmée, produit l'endurcissement de la partie, et se termine presque toujours par le cancer.

La mortification est la terminaison ordinaire des parties fibreuses, parce qu'il n'y a pas une grande quantité de tissu cellulaire pour pouvoir être le siège d'une forte inflammation.

On trouve dans les articulations des individus morts de goutte ou de rhumatismes un dépôt de matière calcaire.

L'inflammation pulmonaire, combattue à son début par de fortes saignées locales, se termine toujours heureusement, excepté que la fièvre ne soit l'effet de plusieurs autres causes : c'est une des affections qui mérite le plus d'attention et de vigilance de la part des médecins.

Les phénomènes sympathiques d'un organe avec un autre organe sont de la plus haute importance à connaître dans certaines maladies qui cessent tout-à-coup dans une partie pour aller s'établir dans une autre que le phénomène sympathique ne lie aucunement.

L'influence d'une imagination prévenue favorablement ou défavorablement sur certaines maladies peut contribuer à leur guérison ou entraîner une fin funeste plus prompte.

Aucun remède ne peut être appliqué à tous les individus pendant le cours d'une maladie qui par ses symptômes paraît être absolument semblable.

Il n'y a point de remèdes qu'on nomme *spécifiques*; mais combien n'existe-t-il pas d'idées généralement reçues comme positives sur l'action de ceux qui ont reçu ce nom : cependant, on pourrait dire généralement

que ces sortes de médicaments ne doivent la
réputation dont ils jouissent qu'à l'intérêt,
à l'erreur, à la crédulité, et à quelques suc-
cès que l'on obtient également sans leur
emploi. Mais le malade, hélas ! toujours
disposé à croire, essaie de toutes les recet-
tes, même les plus bizarres, que lui donnent l'oisiveté et la sottise, sans cesse em-
pressées de s'immiscer dans le traitement
des maladies ; et l'espoir qu'il éprouve d'ob-
tenir quelque soulagement d'une médi-
cation nouvelle, suffit, dans certains cas,
pour lui en procurer réellement. C'est ainsi
qu'un sentiment subit de dégoût, d'horreur
ou de plaisir, change la marche d'une maladie, en produisant une forte impression
sur le système. On voit alors les commères,
les empiriques et tous les donneurs de conseils de ce genre, proclamer avec une pré-
somption révoltante les vertus de leurs dro-

gues *sans pareilles ;* et dans leur délire in-
sensé, exiger du patient qui se livre à eux
par faiblesse ou par défaut d'instruction, l'o-
béissance et une docilité sans bornes. Esclave
de l'opinion, des préjugés, souvent même
de la mode.la plus futile, l'homme est ainsi
organisé, qu'on le voit rarement profiter des
leçons de l'expérience. A ses yeux prévenus,
le médecin philosophe est trop simple, ses
idées et ses conseils n'ont sur son esprit
qu'une action modérée, tandis que les secousses que produit en lui tout ce qui sort
de la vraisemblance, l'enthousiasme et le sé-
duit. — Médecine, ambition, politique,
ignorance que vous avez causé de maux!!

FIN.